AF317120

INJECTIONS HYPODERMIQUES

d'Huile de Vaseline et de Jaune d'œuf

(MÉDICATION STIMULANTE)

PAR

Le Dʳ H. SAINT-AUBIN

DE L'UNIVERSITÉ DE PARIS

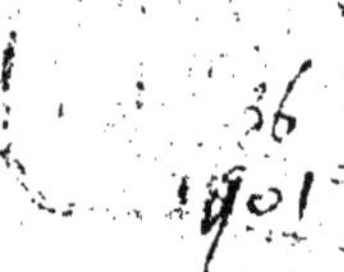

PARIS

VIGOT FRÈRES, ÉDITEURS

23, PLACE DE L'ÉCOLE-DE-MÉDECINE, 23

1900

INJECTIONS HYPODERMIQUES

d'Huile de Vaseline et de Jaune d'œuf

(MÉDICATION STIMULANTE)

PAR

Le Dr H. SAINT-AUBIN

DE L'UNIVERSITÉ DE PARIS

PARIS

VIGOT FRÈRES, ÉDITEURS

23, PLACE DE L'ÉCOLE-DE-MÉDECINE, 23

1900

A LA MÉMOIRE DE MON BISAÏEUL

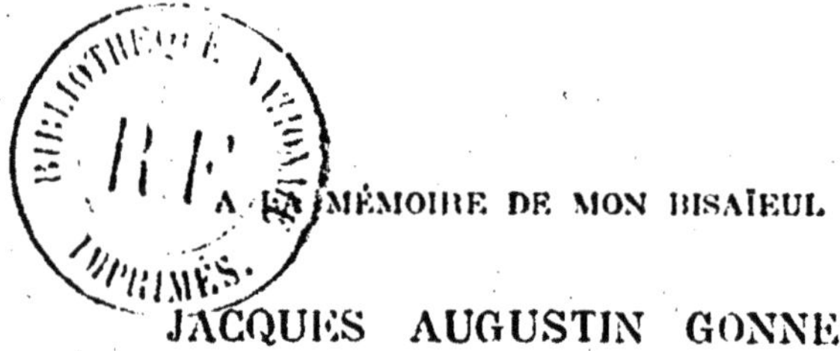

JACQUES AUGUSTIN GONNET

Chirurgien de l'Hôpital de Belley, Barbier du Roy

(1772 — 1822)

MEIS ET AMICIS

AVANT-PROPOS

C'est pour nous un devoir très doux au moment où nous touchons au terme de nos études, de repasser dans notre mémoire les diverses preuves de sympathie et d'intérêt bienveillant que nous avons reçues de la part de nos maîtres.

Notre long séjour à l'École de Reims nous a fait hautement apprécier l'enseignement clinique de MM. les docteurs Henrot, Hache, Harman, Langlet, Pozzi, Gueilliot et Hoël, comme la bonne amitié de M. le professeur Grandval.

Trois de nos maîtres rémois sont morts aujourd'hui : MM. les professeurs Luton, Decès et Panis. Nous devons beaucoup à leurs leçons si claires et si pratiques, et gardons le ferme espoir de nous inspirer, dans la conduite de notre vie médicale, de l'exemple qu'ils ont laissé. Ils étaient et demeurent pour nous le symbole de la science dévouée, de la bienfaisance la plus libérale, comme aussi, de la plus haute dignité professionnelle.

M. le docteur Colleville, professeur de pathologie interne, a bien voulu nous donner le sujet de cette thèse.

avec toutes facilités pour la mener à bien ; il sait quelle vive et respectueuse affection nous lui portons depuis longtemps. M. Lajoux, professeur de pharmacie, nous a très aimablement accueilli dans son laboratoire et ne nous a pas ménagé de précieuses indications : nous lui sommes profondément reconnaissant de ses nombreuses marques d'amitié.

A M. Christiaens, pharmacien, et à notre bon camarade Telle, chimiste, tous nos remerciements pour leur concours précieux et jamais lassé.

A Paris, stagiaire dans le service de M. le professeur Grancher, nous avons eu la bonne fortune de profiter, une année entière, du lumineux enseignement de M. le professeur agrégé Marfan et de M. le docteur Zuber, chef de clinique, qui nous a honoré de sa sympathie. Nous fûmes initié à la pratique des accouchements dans le service de M. le docteur Champetier de Ribes, et M. le professeur agrégé Remy, en nous admettant à son dispensaire du boulevard de Belleville, nous donna la meilleure preuve de sa constante sollicitude : notre maître voudra bien accepter l'hommage de notre profonde reconnaissance.

Tous nos remerciements à M. le professeur Landouzy pour l'honneur qu'il nous a fait en acceptant la présidence de notre thèse.

CHAPITRE I

Introduction

Les injections hypodermiques d'huile d'œuf touchent de très près à la méthode opothérapique. Cette antique méthode, dégagée de toutes les pratiques bizarres d'autrefois, basée aujourd'hui sur des idées scientifiques, semble devoir se faire jour en de multiples applications. Et, « s'il n'appartient pas plus à l'opothérapie qu'à nos « médications usuelles de permettre à nos viscères de « revenir organiquement *ad integrum*, il n'est pas inter-« dit au médecin qui pense pathogéniquement de faire « appel à des tissus et à leurs fonctions de vicariance : « il ne lui est pas interdit de demander à un tissu de « renfort de tenir le rôle fonctionnel du viscère adultéré. » (Professeur Landouzy.)

Cette application particulière du vieux précepte *similia similibus curantur*, qui date de l'époque où vivait Dioscoride, fut réellement consacrée en 1889, par Brown-Sequard et ses injections de suc testiculaire, extrait liquide de glandes jeunes, qui vise non seulement à une suppléance d'organe mais à une stimulation totale de l'organisme, de par un ferment mystérieux d'oxydation.

Constantin Paul emploie ensuite l'extrait de substance nerveuse. Puis viennent l'extrait de pancréas, de capsules surrénales, le suc thyroïdien : toutes préparations incertaines, variables, vite altérées, basées sur des sécrétions internes en définitive assez mal connues.

Cependant, si l'injection hypodermique, forme d'administration pour les extraits d'organes, est rejetée, elle demeure du moins avec un autre médicament. Du jour de la faillite des injections organiques, le sérum artificiel sembla accaparer à son tour la médication reconstituante. Au phosphore organique, seule partie active à vrai dire de l'extrait testiculaire, s'opposa le phosphate tribasique de sodium.

Dès 1882, notre maître A. Luton avait attiré l'attention sur ce sel normal au sérum sanguin, modèle de tonique analeptique, facteur de force en tension. Il le préconise comme « agent de réintégration » sous n'importe quelle forme à la dose de 1 à 5 grammes, et donne la formule du sérum Luton qui demeure et que nous nous rappelons avoir souvent manié dans son service :

Phosphate de soude......	5 grammes
Sulfate de soude	10 —
Eau bouillie	100 —

employée à petites doses en injection dans le tissu sous-cutané. Sérothérapie minima selon l'expression de

M. Landouzy, qui suffit cependant à la production d'une étonnante répercussion générale à partir d'une irritation strictement localisée.

En 1892, Crocq, de Bruxelles, vante une solution titrée de phosphate de soude à 2 0/0 dans l'eau de laurier-cerise.

Enfin, en 1894, M. le docteur Albert Robin reprend l'idée sequardienne en transformant la combinaison phosphorique. L'influence régulatrice du système nerveux sur la nutrition a été proclamée et aussi la solidarité dans les échanges et l'assimilation cellulaires ; le remède à porter aux nutritions défectueuses prend pratiquement et scientifiquement un renouveau d'actualité.

Les recherches du docteur Robin sont basées sur ce fait que certains neurasthéniques éliminent par l'urine, en acide phosphoglycérique, beaucoup de phosphore mal oxydé, ce qui prouve une dénutrition exagérée de la lécithine nerveuse. Il y a donc indication à traiter cette défaillance par une combinaison phosphorée organique aussi rapprochée que possible de celle effectuée dans l'intimité de la substance.

Il employa l'acide phosphoglycérique à l'état de sel de sodium et de calcium, particulièrement en injections à la dose de 20 à 60 centigrammes ; cet acide donne des sels cristallisables très solubles, le glycérophosphate de soude entre autres contenant 18,8 0/0 de phosphore.

Nous résumons rapidement ses conclusions : sous l'influence de sa médication il y a élévation du taux de l'urée, des chlorures, le phosphore tendant à baisser et l'acide urique ne variant pas ; les indications précises en sont : toutes les asthénies, l'ataxie, la chlorose torpide, la phosphaturie. C'est là le fruit de cette méthode analytique qui base la thérapeutique sur la constitution des tissus et l'élévation consciencieuse de leur désassimilation.

« L'urine, a écrit Claude Bernard, représente en quelque sorte le détritus résultant de phénomènes chimiques intimes qui s'accomplissent dans l'organisme. Il est aussi naturel de juger par sa constitution de la nature des phénomènes nutritifs qu'il le serait de juger de ce qui se passe dans un fourneau par la nature des produits que laisse échapper sa cheminée. »

Le phosphore organique est donc un tonique catalytique et analeptique, il agit à la fois et par sa présence et par ses qualités dynamisantes.

Dans le même ordre d'idées, certains auteurs s'en prirent à la lécithine elle-même. Danilewsky (de Kharkow), en deux communications à l'Académie des sciences (1895-1896), dévoile par l'administration des lécithines, des résultats très curieux de croissance par multiplication cellulaire ; il y aurait stimulation, les lécithines en elles-mêmes, n'étant ni nutritives, ni organoplastiques. En poids, en longueur, des têtards soumis à l'expérience l'emportent de moitié ou des deux tiers sur des témoins ; sur des chiens, il note l'augmentation sensible des hématies et de la teneur en hémoglobine avec, en plus, une vive excitation psychique.

Les expérimentations sur l'homme ne sont pas nombreuses. Serono (de Turin), en 1897, soumet douze chlorotiques à des injections de lécithine dissoute dans l'éther, soit huit, dix, quinze injections de dix à vingt centigrammes par jour. De très heureux résultats ne se firent pas attendre : augmentation rapide de poids, jusqu'à 4 kilog. en douze jours, amélioration de l'appareil digestif, et des conditions générales avec accélération dans l'échange azotique, le chiffre de l'urée se doublant. Du côté du sang, les hématies augmentent rapidement mais non l'hémoglobine (de 800,000 le nombre fut porté à 1,500,000 par millimètre carré dans un cas). Les leucocytes demeurent stationnaires.

Nous reprenons à cette heure les recherches de nos maitres, MM. Colleville et Lajoux, qui, dès 1894, eurent l'idée d'employer le jaune d'œuf, si riche en lécithines, dans le même sens que les glycérophosphates.

Citons, en passant, les recherches de M. Laborde sur l'alimentation sous-cutanée. L'auteur arrive à cette conclusion que les peptones et les albumoses injectées dans l'économie ne lui sont d'aucune utilité et que, d'autre part, ces substances sont éminemment toxiques pour le rein. (Comptes rendus Soc. de biologie. — Août 1900).

Au même moment, M. Desgrez communique à la même société, des recherches sur l'administration hypodermique des lécithines, dont voici le protocole :

« J'ai pensé qu'un certain nombre de substances or-
« ganiques, azotées ou phosphorées, peuvent contri-
« buer à activer les échanges nutritifs et assurer à l'a-
« nimal une utilisation plus complète de ses matériaux
« de réserve.

« Les expériences poursuivies depuis plusieurs mois

« sur ce sujet nous ont montré que les lécithines,
« administrées par voie sous-cutanée, à très faibles
« doses, 4 à 5 centigrammes pour un cobaye, tous les
« six jours, exercent une influence très favorable sur
« la nutrition en élevant le taux de l'urée, de l'azote
« total et le coefficient d'utilisation azotée. La propor-
« tion de phosphore éliminé diminue simultanément, ce
« qui indique pour une même alimentation une fixation
« plus grande de cet élément. Le poids des animaux
« injectés augmente plus rapidement que celui des
« témoins. »

Les lécithines avaient été préparées par le procédé de
Hoppe Seyler et Diakonow, le véhicule fut l'huile d'olive
stérilisée, Leube et Mariani (1897) ayant démontré que
les matières grasses introduites dans le système cellulaire sous-cutané sont parfaitement assimilées.

Le jaune d'œuf déjà mis en œuvre par nos maîtres
rémois, inspira aussi un médecin italien, le docteur
Muggia qui publia l'an dernier dans la *Gazette médicale* de Lombardie un article sur la pratique person-
nelle des « injections hypodermiques de jaune d'œuf »
en thérapeutique infantile sur les anémiques et les
athrepsiques. Les jaunes d'œufs sont mêlés au tiers de
leur poids d'une solution physiologique de chlorure de
sodium (à 7 0/00) : l'émulsion est agitée et filtrée sur de
l'ouate hydrophile. On obtient ainsi un liquide homogène qu'on injecte progressivement à la dose de 1 à
10 centimètres cubes. L'auteur accuse des succès plus
brillants que ceux de Serono.

Dans la *Semaine médicale* du 21 novembre courant,

nous relevons le compte rendu d'expérimentations de MM. Cronheim et Mueller, qui donnèrent « per os » à un enfant d'un an du jaune d'œuf (lécithine, dit l'article), pour étudier son influence sur la nutrition.

L'analyse des fèces a prouvé que l'organisme retenait bien mieux ainsi le phosphore et l'azote assimilés. Les résultats furent : pendant l'administration du jaune d'œuf, 33 0/0 de phosphore et 24 0/0 d'azote retenus et utilisés ; après, les chiffres tombèrent à 17 0/0 de phosphore et 9 0/0 d'azote.

Ce rapide aperçu historique ne serait pas complet si nous ne mentionnions, d'une part, les injections de sérum de lait et d'autre part, la grande vogue de l'arsenic. Sans vouloir aborder la médication cacodylique, il nous semble bon de citer les conclusions du docteur Viratelle, ne serait-ce que pour établir un point de comparaison, sur l'influence de l'arsenic sur la nutrition :

Les petites doses d'arsenic, jusqu'à 14 milligrammes et avec des suspensions dans le traitement, rétablissent la nutrition et maintiennent longtemps l'augmentation de poids ; le dosage des urines montre une augmentation sensible dans l'élimination de l'urée et de l'acide phosphorique, mais une restriction dans celle du chlorure de sodium, l'arsenic maintenant l'heureuse et indispensable influence de ce sel.

Peut-être, enfin, devons-nous rappeler que M. A. Gautier a décrit dans le cerveau des nucléines arsenicales à côté des nucléines phosphorées. Les deux médications auraient-elles le droit d'en opérer occasionnellement la synthèse ?

Nous constatons donc, en terminant, que l'organothérapie, méthode simpliste par excellence, fut une génératrice féconde.

M. le professeur Landouzy en donne ainsi la raison : « La constitution essentielle des agents médicamenteux étant la même, rien d'étonnant à ce que nous puisions indifféremment à des sources diverses les effets de dynamogenèse que nous mettons au service de notre système nerveux, de nos insuffisances organiques ou fonctionnelles, de nos activités phagocytaires ou de nos forces immunisatrices. Rien d'étonnant à ce que nous allions les demander au protoplasma d'une plante ou d'un bacille. » A la solidarité des éléments en vue de l'action vitale répond la coalition des moyens de la maintenir. C'est grâce aux ressources de la thérapeutique par les activités cellulaires, que les cellules tendent à reconquérir leurs réactions compromises.

Le fer, l'iode, le phosphore organiques, en préparations d'hémoglobine, de corps thyroïde, de glycérophosphate, tendent à supplanter leurs formes thérapeutiques exogènes.

CHAPITRE II

Le jaune d'œuf, sa constitution élémentaire.

Le mémoire de Gobley, présenté en 1846, à l'Académie royale des sciences sur la constitution chimique du jaune d'œuf de poule, avec des considérations comparatives sur la matière cérébrale, semble avoir jugé définitivement la question, et nous ne pensons pouvoir mieux faire qu'en résumant, avec quelques commentaires, ce travail très consciencieux.

Et d'abord, l'évaporation du vitellus au bain-marie laisse échapper 51 0/0 d'eau.

Desséché et traité par l'alcool bouillant jusqu'à décoloration, il reste *la vitelline*, matière albuminoïde qui compte pour 16 0/0, et d'après Hoppe Seyler (1872) peut se dédoubler en globuline et en lécithine, plus, selon Bunge, une nucléine ferrugineuse dite hématogène : ce dernier auteur donne (1881) les chiffres suivants pour la constitution de la nucléine du jaune d'œuf :

Az 14. S. 0.60.
Ph 6. Fe. 0.29.

L'expression des jaunes desséchés donne *l'huile d'œuf*, qui compte pour 21 0/0. Faisons remarquer en passant, que ce n'est pas là notre matière à injections ; cette huile est dissociée par l'alcool à une température de 88° en un liquide fait de cholestérine (0,43 0/0) de matière colorante, d'un peu d'oléine en suspension dans l'alcool, et d'autre part en une matière grasse fixe, margarine et oléine.

Et maintenant, Gobley traitant les jaunes privés d'eau par la chaleur, avec l'éther, sépare après évaporation, d'une part l'huile d'œuf, d'autre part *une matière visqueuse*, mélange de *matière phosphorée* en proportion de 8.42, soluble dans l'alcool, faisant émulsion avec l'eau, et de *matière cérébrique* (0.30) neutre et azotée. Les alcalis décomposent cette matière visqueuse : en acide oléique, margarique, en ammoniaque et enfin en acide phosphoglycérique, précipité par l'acétate de plomb.

Les sels fixes comptent pour 0.68 0/0 et sont surtout les chlorures alcalins, les phosphates de chaux et de magnésie.

Il existe enfin, selon Gobley, deux principes colorants, l'un rouge, analogue au pigment sanguin, contenant du fer, l'autre jaune, identique au pigment biliaire.

Même substance phosphorée dans le cerveau qui lui donna toujours, pour produits de décomposition, de l'acide oléique, de l'acide margarique et de l'acide phosphoglycérique.

La matière phosphorée de Gobley n'est autre que la

lécithine, c'est-à-dire, d'après Diakonow, le distéaryl-glycérophosphate de névrine.

Ce corps existe normalement dans tous les éléments en vitalité active, semblant marquer ainsi un rôle évident dans le développement des tissus.

Des dosages plus exacts (Frémy, Encyclopédie chimique) ont attribué les proportions suivantes de lécithine pure : 6 80 0/0 dans le jaune d'œuf, 11 0/0 dans la substance blanche cérébrale; il y en a 4 0/0 dans le sperme (Gautier) ; 3,4 0/0 dans la substance des capsules surrénales; de même, il y en a 1 gramme par litre dans le lait de vache et 1 gr. 75 dans le lait de femme (Lajoux).

Diakonow a démontré que la lécithine n'était pas une : il y en a autant que de radicaux d'acides gras associés. Très soluble dans l'alcool et les huiles grasses, beaucoup moins dans l'éther, ce corps, friable, blanc et sans aspect cristallin bien net, se décompose vite à chaud, en solution ; les alcalis même en faible proportion, dédoublent très vite la lécithine du jaune d'œuf en acide phosphoglycérique $C^3H^9PhO^6$ et en une base qui est soit la névrine, toxique à faible dose : 0,10 centigrammes tuant un lapin et agissant surtout sur le cœur, soit la choline, son dérivé par hydratation, qui n'est toxique qu'à dose élevée (Brieger. Zeit. f. Klin. Méd. 10). L'incertitude à ce sujet n'est pas encore levée : on ne peut obtenir de la névrine ou de la choline à l'état libre, les multiples conditions d'expérience hydratant la névrine et deshydratant la choline avec une extrême facilité.

Dans l'organisme, la lécithine semble être en combinaison, soit avec *la cérébrine*, acide cérébrique de Fremy, constituée par des sels de choline à acides gras, sans acide phosphoglycérique, cette combinaison formant le protagon de Liebreich, soit avec des albuminoïdes (Hoppe-Seyler). La désassimilation en est peu active, sa proportion reste constante dans le cerveau ; Bunge, d'autre part, a remarqué que dans les fèces on ne trouve ni lécithine, ni acide phosphoglycérique, donc l'organisme en emprunterait à son alimentation.

Dans l'état actuel de la science, il semble que le rôle des lécithines serait d'assurer l'assimilation des phosphates minéraux : elles seraient le terme de passage entre ceux-ci et le phosphore, élément organique.

Nous avons fait quelques recherches sur ce sujet, avec l'aimable collaboration de M. F. Telle. Sur un mélange de deux jaunes (36 gr. 70), nous nous sommes proposé de doser l'anhydride phosphorique total en en prélevant 10 grammes. Après mélange à une solution alcaline concentrée, évaporation à sec et calcination du résidu, nous avons traité par l'acide chlorhydrique, filtré et précipité par la mixture magnésienne, l'anhydride en phosphate ammoniaco-magnésien ; résultat : 1,28 0/0 de P^2O^5 total.

Pour doser l'anhydride « lécithinaire », nous avons délayé 20 grammes de jaune dans 200 centigrammes de mélange éthéro-alcoolique à volumes égaux ; filtré et lavé dûment le précipité jusqu'à séparation d'une grande partie de l'éther. Les lécithines précipitées par le chlorure de cadmium en solution alcoolique, ce précipité a été redissous dans l'alcool additionné d'acide chlorhydrique ; un courant d'hydrogène sulfuré ayant précipité le cadmium, évaporation dans le vide ; en reprenant par la solution alcaline, nous avons 0.563 0/0, ce qui d'après Strecker (la formule se trouve dans le chapitre suivant) répond à 6 gr. 16 0/0 de lécithine.

Nous avons d'autre part repris la préparation du docteur Muggia : notre but était de voir ce qui passait à travers l'ouate hydrophile. Le liquide obtenu, jaune rougeâtre, était parfaitement fluide et l'émulsion, parfaitement cohérente d'emblée. Le molybdate d'ammoniaque nous a montré, par un précipité abondant, que tout le phosphore du jaune d'œuf doit y passer : comme tel ce nouveau sérum nous a paru mériter l'attention.

CHAPITRE III

Le médicament. — Préparation et analyse.

Le phosphore dans les extraits glycérinés étant très difficile à doser, MM. Colleville, et Christiaens s'inspirant de l'idée des injections d'huile grise, d'huile créosotée et iodoformée, mirent en contact le jaune d'œuf et l'huile de vaseline très pure, sous le nom, inexact en soi, mais plus commode « d'huile d'œuf ».

Voici le mode de préparation adopté :

Les jaunes d'œuf choisis, très frais et pesés, sont mêlés à un poids égal d'huile de vaseline. Le mélange est agité à plusieurs reprises ; au bout de quelques heures la séparation ne se fait plus, l'émulsion offre une cohésion parfaite. On la laisse reposer 36 heures puis elle est portée au bain-marie. La masse qui s'ensuit est exprimée, le liquide obtenu est filtré et stérilisé, il est clair, homogène et d'une teinte jaunâtre.

Le dosage de l'anhydride phosphorique y décèle une proportion de 29 centigrammes pour cent. Nous basant sur la formule de Strecker qui considère dans le jaune d'œuf une lécithine oléo-margarique, formule d'ailleurs très peu différente de celle de la lécithine stéarique de Diakonow, et qui s'écrit $C^{12} H^{81} AzP O^{9}$, nous avons calculé que le poids d'anhydride phosphorique obtenu multiplié par le facteur 10,91 donne le poids de la lécithine, soit ici 3 gr. 17, correspondant à 1 gr. 46 de phosphate de soude et à 0 gr. 88 de glycérophosphate de soude.

A la longue le produit conservé en flacon teinté à l'abri de la chaleur et en provision de 10 centimètres cubes, se charge de flocons louches : nous avons jugé prudent de le transvaser une fois.

Les injections, de 1 à 5 centimètres cubes, se font progressives et par séries : faites dans la fossette rétrotrochantérienne, elles n'ont jamais été douloureuses ; exécutées avec toutes les précautions aseptiques, elles n'ont jamais amené d'abcès ni même de lymphangite superficielle. On a signalé le danger des embolies graisseuses par injection d'huile dans le tissu cellulaire ; nous avons toujours enfoncé l'aiguille presque perpendiculairement, à fond, faisant par suite une injection plutôt intramusculaire, et seule d'abord, de façon à surveiller une issue de sang possible : de cette façon nous ne pensons pas que le fait eût pu se produire. Nous faisons suivre l'injection d'un léger massage.

Que peut-il y avoir dans cette huile d'œuf ? L'action de la chaleur a coagulé les nucléines et les albuminoïdes, a détruit les ferments oxydants, s'il en existe ; d'autre part les phosphates minéraux sont insolubles dans le véhicule choisi ; il reste donc la lécithine retenue par l'huile de vaseline agissant comme dissolvant, plus l'huile d'œuf complexe de Gobley.

Peut-être même la température du bain-marie décompose-t-elle la lécithine, nous la retrouverions alors en acide phosphoglycérique et en choline, en tout cas dans notre dose maxima 5 centimètres cubes, il n'y aurait que 2 centig. de choline. Serait-ce là le secret des réactions de l'organisme pénibles à plus forte dose ?

Peut-être pouvons-nous émettre une hypothèse qui indiquerait à la choline un certain pouvoir de stimulation à la limite de son action toxique, à condition toutefois que le sujet présente des émonctoires en bon état.

CHAPITRE IV

Faits cliniques

Observation I (Résumée d'après le *Bulletin de Thérapeutique*.
30 juillet 1898).

Ch...., 15 ans, couturière, entrée le 1er décembre 1897, salle
Sainte-Jeanne n° 3, sortie le 12 janvier suivant, jeune fille lym-
phatique, bien réglée depuis un an, entrée pour angine sans
exsudat.

Après cinq jours, convalescence, mais languissante.

1° Injection de jaune d'œuf du 14 au 17 décembre successi-
vement 5, 8, 4 et 10 c. c... Ces fortes doses provoquent un état
de malaise assez accentué et une décharge abondante dans
l'urine de mucus et d'urates, sans empêcher aussitôt une amélioration considérable dans l'état général.

2° Injection de glycérophosphate de soude, même titre, mêmes
doses. Pas de réaction aussi sensible, cette nouvelle série du 21
au 28 décembre.

Augmentation de poids : 625 grammes avant le glycérophosphate — 375 grammes après. Considérant les doses employées
comme trop fortes M. le docteur Colleville propose 5 c. c.
comme maximum. Il pratiqua sur trois malades des injections
à 3 c. c. sans perturbation notable, avec un effet analogue.

Au point de vue du sang, augmentation des hématies. Les analyses d'urine ont donné dans le cas de Ch... : 1° baisse très nette dans l'élimination de l'urée (de 22 à 14 grammes); 2° baisse plus franche encore dans la courbe de l'anhydride phosphorique (de 2 gr. 10 à 1 gr. 60); 3° baisse dans l'élimination de l'azote total. — Tout ceci avec l'huile d'œuf. Avec le glycérophosphate, l'urée remonte de 14 à 18 et aussi l'azote total ; la courbe de l'anhydride phosphorique subit de brusques oscillations. Et d'ailleurs dans les deux cas ressauts immédiats des courbes après la période d'injections.

OBSERVATIONS PERSONNELLES

Nous avons réuni, en reprenant cette étude, cinq observations personnelles. Ayant relevé avec soin et, au jour le jour, les données de l'élimination urinaire (1) et d'autre part, les hasards de la clinique n'ayant fourni à notre traitement que des femmes, nous donnerons ici pour mémoire les chiffres que les divers auteurs assignent en moyennes aussi justes que possible aux divers éléments de l'urine chez la femme normale et par 24 heures. Pour une quantité moyenne de 1400 c. c. — densité de 1018 : 26 grammes d'urée, 2 gr. 60 d'anhydride phosphorique, 1 gr. 50 de composés xantho-uriques (se décomposant ainsi : acide urique 0,60 c. g. — creatinine 0,60 c. g. — acide hippurique 0,30 c. g. — xanthine, traces —); enfin 10 grammes de chlorure de sodium.

OBSERVATION II

Mme P..., 33 ans, sans profession, entrée le 5 septembre 1900 à l'Hôtel-Dieu. Salle Sainte-Jeanne — service du Dr Colleville — lit n° 15.

(1) Voir, à la fin, les tableaux urologiques.

Cette malade d'aspect frêle et fatigué, les muqueuses pâles à l'excès et le teint cireux est, au moment de son admission, en proie à une excitation telle qu'elle nécessite l'emploi d'une forte dose de chloral bromuré.

Rien de particulier comme antécédents — formation difficile à onze ans. Elle se marie à vingt ans, cinq ans après elle avait 4 enfants, tous vivants aujourd'hui. Après le 1ᵉ accouchement, métrorrhagies abondantes, anémie extrême, la malade demeure 15 mois sans pouvoir rien manger de solide. Nouvelle grossesse 3 ans après, nouvel accouchement avant terme (7ᵉ mois) forceps, hémorrhagies.

En 1898, Mᵐᵉ P..., accouche de deux jumeaux dont l'un meurt à 1 mois. Enfin le 22 mars 1900, huitième et dernier enfant qui meurt en août de la diarrhée verte : La mère l'avait nourri au sein pendant 6 semaines.

Cette dernière grossesse fut particulièrement pénible ; surmenée, souffrant de palpitations au moindre effort, elle abusa des « toniques » alcooliques. Trois semaines avant l'accouchement, elle prend une angine pultacée qui se prolonge jusqu'à son lendemain. La gastrite continue ; notons de plus, une crise de diarrhée au mois de juin qui dura 15 jours et des périodes ménorrhagiques. La mort de l'enfant l'affligea beaucoup et son mari ayant pris, le 1 septembre, une polyarthrite aiguë, elle tombe en syncope en le voyant emmener à l'hôpital où elle est amenée d'urgence. Le repos, le régime lacté améliorent la gastrite, les vomissements cessent le 8 septembre.

Le 18, cette malade nous est confiée par le docteur Colleville, elle pèse 38 kilogrammes ; elle présente le tableau très net de ce qu'on a appelé la misère physiologique ; nous notons à ce jour plusieurs faits qui nous font soupçonner un début d'infection tuberculeuse : quelques points névralgiques dans l'hémithorax gauche avec sensibilité à la percussion du sommet, quelques petits râles, une diminution nette des vibrations thoraciques et enfin des transpirations nocturnes.

Son régime se compose de lait, eau de Vichy, limonade

(quantité de boisson : 2 litres environ), elle supporte à peine un peu de légumes. — Du 22 au 28 septembre elle reçoit 17 c. c. d'huile d'œuf — le 26, elle pèse 39 kilos et ressent une amélioration sérieuse.

A partir de ce jour, elle prend quelques bouchées de viande et une tartine de beurre, plus 10 grammes de vin iodotannique par jour.

Le 8 octobre elle pèse 40 kilos 500 — du 5 au 10 octobre elle reçoit 15 c. c. de la solution de glycérophosphate de soude au même titre, c'est à dire, dosée à 0,90 % de sel pur — Le 9 octobre, son poids est de 41 kilos 400, l'état général se relève sensiblement malgré un nouveau sujet d'inquiétude : un de ses enfants hospitalisé à l'asile prend une pleurésie. Nous devons dire que depuis le 4, la malade mange avec assez d'appétit une nourriture suffisante.

Le 11 octobre au soir, 38 degrés 4 de température rectale l'auscultation démontre une poussée congestive au sommet gauche : sinapisations, sulfate de quinine, 30 centigr. solution avec 10 centigr. d'arséniate de soude et 10 gr. de phosphate de soude, tout s'apaise et la malade sort le 15 en bon état, pesant 42 kilogr.

Par l'analyse de ses urines (des 24 heures) nous avons noté 1° des quantités très élevées en général avec densité extrêmement faible, réaction neutre, plutôt alcaline, acide seulement vers la fin ; — 2° relèvement net dans l'élimination de l'urée avec l'huile d'œuf, maintenu à la période intercalaire et accentué avec le glycérophosphate.

3° Relèvement considérable de l'anhydride phosphorique, continué avec oscillations pendant la deuxième période d'injections.

4° De même, progression ascendante continue dans l'élimination xantho-urique.

5° Le chlorure de sodium semble avoir subi l'influence de l'huile d'œuf : 1 gr. 31 le 19 septembre et 5 gr. 37 le 26 ; avec une nourriture assez complète la quantité qui en est de 4 gr. 32 le 4 octobre retombe à 2 gr. 31 le 11.

6° Le rapport acide urique/urée qui est en moyenne de 1/10 a été constamment plus fort : il oscilla de 1/15 (25 septembre) à 1/33 (11 octobre) — 7° Le rapport : acide phosphorique/urée (moyenne 1/8) fut atteint à peu près le 10 octobre (1/9) après avoir été constamment plus faible (jusqu'à 1/63 le 21 septembre).

8° Pas de perturbation notable, la dose maxima a été de 4 cent. c. Jamais d'albumine.

OBSERVATION III

Madame L...., 35 ans, entrée en septembre dans le service de M. Colleville (pensionnaire).

A la suite de contrariétés très vives dans son intérieur, cette malade fut prise de ménorrhagies très abondantes aux mois de mai et juin ; elle vient à l'Hôtel-Dieu en convalescence cherchant un calme absolu.

Très impressionnable, réglée à 18 ans, tendance à la mélancolie, ni vertiges ni céphalée, mais névralgies en demi ceinture, spasmes œsophagiens, abolition du réflexe pharyngien ; pas de zones hystérogènes : surtout une grande faiblesse musculaire. — Deux couches normales, la dernière datant de six ans ; pas de lésions viscérales. Expression étrange de la physionomie, teint blafard, conjonctives anémiées, avec une taille élevée et assez de corpulence.

Au total une neurasthénique très influençable.

Au moment où elle nous fut confiée, elle se sentait très améliorée au moyen du fer, du quinquina ; elle mange bien et pèse 65 kilog 500.

Du 13 au 17 octobre, elle reçoit 17 cent. c. d'huile d'œuf. Cette femme qui n'est pas épuisée, qui continue à manger et à prendre de l'exercice, a gagné 480 grammes le 16 et pèse, le 20, 67 kilog 900.

A partir du 20 nous lui prescrivons, en supplément de régime deux œufs frais et un cachet par jour avec 0.60 cent. de glycérophosphate de chaux et 0.10 cent. de poudre de kola : l'élimination urinaire du phosphore, se maintient à un taux normal de 2 à 2 gr. 20 mais la malade, le 25 octobre, a perdu 1900 grammes sans que son état général se soit modifié, d'ailleurs. Le 10 novembre, Madame L..., qui est tout à fait bien et ne prend plus aucun médicament, a regagné 600 grammes.

L'analyse des urines a donné ici pour l'huile d'œuf les résultats suivants : 1° augmentation sensible de la quantité des 24 heures.

2° Augmentation très graduelle du taux de l'urée avec maximum le jour de la dose maxima (5 cent. c.).

3° Relèvement plus franc et plus progressif avec même observation pour l'anhydride phosphorique et les composés xantho-uriques — 4° Réaction légèrement acide, le NaCl peu influencé : de 4 gr. 31 à 4 gr. 62.

5° Le sédiment peu abondant présente le 15, des cristaux nets d'oxalate de chaux sans raison alimentaire. Il y aurait là, disent certains auteurs, un indice de combustions diminuées ; mais le 17, jour de la dose maxima, l'étude du sédiment nous révèle des cristallisations de phosphate acide de chaux, plus, des leucocytes en groupe serré.

Il y a donc eu afflux de leucocytes à travers le rein ; nous avons dans un cas dont l'exposé suit, retrouvé cette véritable mobilisation phagocytaire dans le sang.

6° Le rapport acide urique urée fut constamment supérieur à la normale, oscillant de 1/29 à 1/24. L'autre, acide phosphorique urée est très proche de la normale: de 1/11 à 1/9.

OBSERVATION IV

Mme F..., 34 ans, ménagère. Entrée le 3 septembre (salle Sainte-Jeanne) n° 4.

Névropathe, malheureuse chez elle, c'est une souffrante : pleurodynie, céphalée frontale, bouffées de chaleur, cauchemars, transpirations nocturnes ; abolition du réflexe pharyngien, inégalité pupillaire.

Elle se plaint de douleurs assez vives à la cuisse droite qui est un peu œdématiée, douleurs musculaires et vives sur le trajet du petit sciatique (elle a eu une arthrite aiguë du genou droit à 15 ans) ; elle a en outre de la gastralgie, la percussion très sensible à la région sous-claviculaire droite : submatité nette, respiration diminuée au sommet ; son régime est : lait, quantité de boisson, 1 litre, elle mange à peine.

Elle reçoit 13 c. c. d'huile d'œuf du 23 au 26 octobre, dose maxima 4 c. c. le 24, avec une réaction très nette : vertiges, Vichy, céphalée et sueurs profuses.

Élimination considérable d'urée, deux litres d'urine ; troubles abondants, urine rouge, un peu d'urobiline fébrile, grandes quantités de mucus pendant deux jours consécutifs. Au lendemain de la période d'injections la malade se trouve très bien soulagée, semble-t-il, par cette élimination de sueurs et d'urines.

D'une façon générale, dans les urines de cette malade, élévation du chiffre de l'urée et des composés xantho-uriques ; l'élimination du phosphore se maintient à un taux voisin de la normale, avec baisse brusque à 1 gr. 57 le jour de la dose maxima (4 c. c.)

Le rapport acide urique urée varie de 1/34 à 1/48, le rapport acide phosphorique urée de 1/7 à 1/12, diminuant le jour des injections jusqu'à 1/21.

Le poids du corps qui était de 62 kilogr. 800, le 21 octobre,

atteint le chiffre surprenant de 60 kilogr. 400 le 30. Exeat
le 30 : La malade revue le 5 novembre en excellent état est
pesée à nouveau : 68 kilogr.

L'examen du sang, avant et après, a donné des résultats iden-
tiques : 3.800.000 globules rouges environ, oxyhémoglobino
aussi constante.

OBSERVATION V

Mlle S..., 17 ans, lingère à l'Hôtel-Dieu, entrée salle Sainte-
Elisabeth, service de M. le Dr Hoël, pour chloro tuberculose et
dyspepsie douloureuse avec hypochlorhydrie. Sa mère est morte
jeune, un frère maladif. A eu une fièvre typhoïde à onze ans, a
été traitée deux mois, il y a un an, pour entérite. Les règles sont
ménorrhagiques. La malade est extrêmement faible et abattue,
submatité au sommet droit ; quelques petits râles fins superfi-
ciels avec hyperesthésie. Régime : deux litres de lait, limonade
chlorydrique, viande crue, 200 gr. Reçoit du 21 au 27 octobre,
16 c. c. de glycérophosphate de soude titré comme dans l'observation II. Le soir du 1er jour : 40°, l'injection avait fortement
impressionné la malade, qui avait gémi toute la journée. Le
lendemain 36°8 et dès lors plus d'hyperthermie. Le 28 la
malade a gagné 400 gr. soit 48 kilogr. 400.

Du 30 octobre au 3 novembre, elle reçoit 16 c. c. d'huile
d'œuf : le 2 novembre dose maxima (5 c. c.), céphalée légère,
le pouls plus vibrant, les urines (1850 gr.), fort chargées en
flocons de mucus.

Le 4 novembre le poids est de 49 kilogr. L'examen du sang
décèle une augmentation des hématies, de 1.500.000 environ à
2.200.000. La malade va sensiblement mieux, elle mange un
peu.

L'examen comparatif des graphiques urinaires montre en
général la tendance plus franche au relèvement de l'élimination avec l'huile d'œuf.

1° L'élimination du NaCl, exagérée, est et reste 11 gr. 68 avant, 11 gr. 60 après. 2° Il y avait phosphaturie nette au début, il est de toute évidence que le glycérophosphate a réfréné rapidement cette tendance, mais l'huile d'œuf tout en portant l'élimination des phosphates à un taux relativement élevé (jusqu'à 3 gr. 41) ne semble pas avoir nui au processus réparateur.

Nous maintenons cette malade en observation, elle prend par jour un cachet de 0.60 c. de glycérophosphate de chaux, le 10 novembre elle a perdu 500 gr. de son poids.

Du 11 au 15, la malade reçoit 18 cc. d'huile d'œuf, deux maxima de 5 cc. Le 15, la malade pèse 49 kilog. 500 elle a repris toute sa gaité et se sent plus forte.

Dans cette nouvelle période l'analyse urinaire signale deux faits très nets : la régularisation de l'élimination phosphatique à un taux voisin, encore que légèrement supérieur, de la normale, le chlorure de sodium tombe de 11 gr. 88 à 7 gr. 24.

Le rapport acide urique urée pendant les périodes d'huile d'œuf seulement atteint la normale allant de 1/13 à 1/39, celui P^2O^1 urée se maintient entre 1/5 et 1/10.

Avant cette seconde partie du traitement l'examen du sang donne les résultats suivants (1) : hématies peu nombreuses, très faibles en hémoglobine et quelques globulins.

Les globules blancs nombreux surtout polynucléaires avec noyau et granulations nettement distincts par les colorants neutres. Après le traitement, les hématies et leur hémoglobine n'ont pas sensiblement varié, par contre les leucocytes polynucléaires ou, plus exactement, les *myélocytes neutrophiles* à noyau polymorphe prennent très vivement la coloration du bleu de méthylène et laissent voir très distinctement leur noyau, leur nombre a considérablement augmenté, et par champ de préparation avec l'oculaire IV et l'objectif VII de Leitz, nous pouvons en compter une trentaine.

(1) Cet examen de sang est dû à l'obligeance de notre ami Baffet, élève du service.

Le 16, la malade est mise au glycérophosphate de chaux et le 20 elle a perdu 500 grammes de poids, l'état général restant le même, d'ailleurs.

L'examen du sang à ce jour donne : rien de nouveau aux hématies, les myélocytes ont visiblement perdu leur aptitude à fixer le colorant. Leur noyau est moins visible ; on n'en compte plus que six à huit par champ de préparation.

OBSERVATION VI

Mlle Ph..., 21 ans, salle Sainte-Jeanne, n° 8, entrée le 29 octobre 1900, malade déjà depuis un mois.

Diagnostic : fièvre continue, probablement typhoïde, avec bronchite simple assez intense. Pas d'antécédents pathologiques.

Séro-diagnostic négatif.

La défervescence commence le 9 novembre ; températures normales à partir du 12 ; à partir du 16 elle mange un peu de viande rôtie à midi et au soir.

Elle reçoit du 17 au 21, 14 cc. d'huile d'œuf.

Le poids avant les injections est de 41 kilog. 500, le 21, il est de 41 kilog. 800.

La convalescence s'annonce très heureuse et à cette heure nous pouvons considérer la malade comme remise sur pied.

La première injection a déterminé le soir une température de 38°5. Ce fait d'ailleurs sans importance ne s'est jamais reproduit.

Les données urinaires dans ce cas, ont démontré une fixation rapide du phosphore organique sous l'influence du médicament ; l'élimination phosphorique a progressivement baissé, de 1 gr. 21 jusqu'au chiffre remarquable de 0.36 ctg. se relevant aussitôt la série d'injections terminée d'emblée à 1 gr. 02. Le chlorure de sodium tend vers la normale : 6 gr. 13, 6 gr. 87 et 7 gr. 95.

Avec une quantité des 24 heures de plus en plus élevée, de 1800 gr. à 2 litres 400, en passant par 2 litres et 2 litres 100 gr., l'urée et l'acide urique sont en progression ascendante : 10 gr. 02, 13 gr. 89, 16 gr. 46 et 21 gr. 69 d'une part, 0 gr. 36, 0.41, 0.51 et 0. 72 d'autre part. Des traces d'indican ; franche réaction de coloration par les sels de fer (abondance de leucomaïnes).

Peu de réactions dans ce cas : le jour de la dose maxima (19 novembre, 4 cc.), un peu de céphalée ; du mucus dans les urines, jamais d'albumine.

La tension artérielle varie peu, comme dans l'observation V d'ailleurs, oscillant entre 13 et 15 au sphygmomanomètre Potain.

L'observation du sang démontre, après le traitement, une franche augmentation des hématies, plus quelques myélocytes neutrophiles (classification de Denys, de Louvain) qui n'existaient pas avant.

Nous observions en même temps une voisine de cette malade, tuberculeuse et soumise au cacodylate de soude en injections : augmentation de poids élevée à 500 grammes ; à l'examen du sang, très grande abondance des hématies.

LÉGENDE DE LA PLANCHE

Examens de sang. — Champs de préparations.

FIG. 1

Voir l'observation V.

A remarquer la grande abondance des myélocytes.

FIG. 2

Voir l'observation VI.

Les myélocytes existent, mais en petit nombre.

Les deux dessins sont dus au crayon de notre ami Baffet.

Tableaux urologiques

OBSERVATION II

DATES	Traitement	QUANTITÉ des 24 heures	Densités	Urée	ACIDE phosphorique	Comp. Xanthouriques
19 sept	»	1250 gr.	1003	4 gr. 41	0 gr. 07	0 g. 25
20	»	1080 »	1004	2 85	0 06	0 12
21	Inj. 1 c. c. j. d'œ.	1400 »	1005	4 92	0 08	0 24
22	3 c. c.	1600 »	1006	5 16	0 21	0 36
23	»	1500 »	1004	3 60	0 32	0 21
24	»	1800 »	1004,5	5 02	0 47	0 39
25	3 c. c.	1400 »	1006	5 71	0 48	0 35
26	3 c. c.	1700 »	1006,5	7 46	0 58	0 42
27	3 c. c.	1750 »	1004,5	5 94	0 37	0 37
28	4 c. c.	1800 »	1005	6 39	0 52	0 39
29	»	1680 »	1008	5 80	0 59	0 43
1er oct.	»	1900 »	1003	5 67	0 49	0 28
2	»	1750 »	1006	3 64	0 27	0 25
4	»	1800 »	1005	6 93	0 503	0 45
5	Inj. gl. na. 1 c. c.	1900 »	1004,5	7 60	0 48	0 44
6	3 c. c.	1700 »	1004	7 46	0 33	0 28
8	4 c. c.	1800 »	1004,5	8 28	0 54	0 36
9	3 c. c.	1500 »	1004	6 90	0 76	0 27
10	4 c. c.	1600 »	1003	7 15	0 40	0 25
11	»	1800 »	1004,5	6 44	0 44	0 28

OBSERVATION III

DATES	Traitement	Quantités	Densités	Urée		Acide phosphorique		Xantho-urique	
10 oct.	»	800 gr.	1027	21 gr.28		2 gr.43		0 g.76	
11	»	1000 »	1009,5	14	44	1	50	0	51
12	»	950 »	1011,5	11	21	1	33	0	43
13	Inj. 2 c.c. j. d'œ	1400 »	1012	15	82	1	34	0	53
14	3 c. c.	1350 »	1012	15	17	1	47	0	54
15	4 c. c.	1700 »	1011,5	14	70	1	52	0	60
16	3 c. c.	1600 »	1013	18	16	1	83	0	604
17	5 c. c.	1650 »	1013,5	22	27	2	69	0	93
18	»	800 »	1018	15	45	2	16	0	63
21	»	1500 »	1014	18	06	2	19	0	58
25	Glyc. Cao-Kola	»	»	»		2	04	»	
31	»	»	»	»		2	15	»	

OBSERVATION IV

DATES	Traitement	Quantités	Densités	Urée		Acide phosphorique		Xantho-urique	
20 oct.	»	1250 gr.	1016,5	18 gr.50		2 gr.53		0 g.71	
21	»	1100 »	1020,5	25	03	2	10	0	69
22	»	1300 »	1019	29	63	2	70	0	71
23	Inj. 3 c. j. d'œ.	1400 »	1016	34	12	2	28	0	82
24	4 c. c.	2 lit.	1017	28	52	1	57	0	76
25	3 c. c.	1650 »	1022	28	26	2	22	0	83
27	3 c. c.	1200 »	1016	26	34	2	83	0	800
28	»	1400 »	1017	28	70	2	60	0	62
30	»	1500 »	1019	38	» »	2	85	0	68

OBSERVATION V

DATE	Traitement	Quantités	Densités	Urée	ACIDE phosphorique	Xantho-urique
21 oct.	»	1480 gr.	1019,5	21 gr.32	5 gr.13	0g.72
22	»	1850 »	1015	15 66	3 75	0 77
23	»	2 lit.	1015	20 20	3 62	0 75
24	inj. gl. na. 3 c.	900 »	1016,5	15 03	1 42	0 50
25	4 c. c.	1250 »	1624	13 63	2 05	0 56
26	5 c.	1500 »	1017	19 20	1 77	0 53
27	4 c.	1200 »	1017	18 68	2 23	0 47
28	inj. l. d'œ	1800 »	1012,5	18 92	3 15	0 49
30	4 c. c.	1900 »	1016	20 39	3 41	0 678
31	5 c. c.	2 lit.	1012,5	25 30	3 20	0 63
2 nov.	4 c. c.	1850 »	1015	20 76	3 37	0 815
3	3 c. c.	1600 »	1011,5	19 15	2 54	0 45
5	»	1400 »	1019	23 04	2 76	0 705
10	»	1900 »	1011,5	25 68	3 63	0 28
12	inj. l. d'œ,4 c c.	1900 »	1016,5	16 21	2 78	0 49
13	5 c. c.	1580 »	1013	20 52	3 47	0 50
14	4 c. c.	1800 »	1012,5	21 70	2 59	0 46
15	5 c. c.	2 lit.	1014	20 56	2 66	0 470
16	»	1700 »	1013	17 51	3 07	»

CONCLUSIONS

La détermination chimique, encore imprécise, des lécithines nous permet seulement d'affirmer qu'il y a un potentiel lécithiné dans l' « huile d'œuf » que nous avons employée.

Cliniquement nous noterons, sous son influence et d'accord avec les auteurs qui ont employé soit les glycérophosphates soit les lécithines en nature, une stimulation évidente de la multiplication cellulaire, et par suite, de l'activité des éléments traduite par l'augmentation de poids et l'accroissement du taux de l'urée.

L'action produite nous a semblé plus énergique, plus brutale même, avec l'huile d'œuf qu'avec le glycérophosphate. Sa tendance antidéperditrice s'est aussi démontrée en régularisant l'élimination du chlorure de sodium. L'élimination du phosphore est peu influencée par les glycérophosphates, l'huile d'œuf par contre a évidemment agi dans les cas qui se sont présentés à notre observation. En général il s'est produit un relèvement très franc dans la courbe, cette élimination forte concordant avec un état général toujours en bonne voie. Dans les observations I et VI cependant la courbe a franchement rétrocédé, strictement pendant la période d'injections. Ces effets contraires dépendent-ils de variations moléculaires dans l'intimité du liquide ? ou bien dans ces deux cas, le renfort d'élément phosphoré est-il mieux fixé d'emblée chez les convalescents de maladies aiguës sans tare acquise ? Il ne nous appartient pas de conclure.

Nous avons pu saisir, avec la dose maxima (5 cc.) par l'examen du sang chez une de nos malades, un afflux très considérable de leucocytes à noyaux polymorphes, armés pour la phagocytose.

L'élimination accentuée de l'acide urique constante chez tous nos malades marche de pair avec la multiplication des globules blancs ; il y a donc eu constamment, plus ou moins intense, une façon de perturbation nutritive, favorable en somme ; le fait n'a pas été signalé avec les glycérophosphates.

Nous réunirions donc, avec l'huile d'œuf, la stimulation de l'organisme en vue d'augmenter sa résistance et d'autre part un essai de barrière à l'infection.

L'amélioration du moral et de la santé générale toujours constatée avec un médicament, utile à la dose de 3 cc., pourrait relever jusqu'à un certain point de la suggestion ; c'est pourquoi nous avons pris le contrôle de la méthode analytique.

Paris, 24 novembre 1900.

INDEX BIBLIOGRAPHIQUE.

Annozan. — In Thérapeutique appliquée de Robin. Article :
    Nutrition.

Bocquillon-Limouzin. — Médicaments nouveaux. 1900.

Brieger. — Zeit f. Klin. Méd., 10.

Coleville. — Bulletin général de thérapeutique. Fascicule
    du 30 juillet 1898,

Cronheim et Muller. — Le jaune d'œuf dans la nutrition de
    l'enfant. Jahrbuch für Kinderheilkranke. t. 3.

Danilewski. — Comptes rendus, Académie des sciences, décem-
    bre 1895 et juillet 1896.

Desgrez et Alyzary. — Comptes rendus. Société de biologie,
    août 1900.

Diakonow. — Ueber die chemische constitution des lecithins
    Centralblatt. f. d. med. wissensch. Berlin 1868. vi. 431.

Diakonow. — Bulletin de la Société chimique. tome x.

Fremy. — Encyclopédie chimique, tome lxxv.

A. Gautier. — Chimie biologique, tome iii.

A Gautier. — Chimie de la cellule vivante (collection Leauté).

Gobley. — Recherches chimiques sur le jaune d'œuf. Journal
    de pharmacie et de chimie. 1846-1848.

Hoppe Seller. — Med. chem. unter such.

Hugounencq. — Précis de chimie physiologique.

Landouzy. — Les sérothérapies, 1898.

Liew. — Ueber den nachweis des lecithins. Arch. phisiol.
    Bonn 1878-1879.

A. LUTON. — Essais de thérapeutique, 1882.

MUGGIA. — Injections hypodermiques de jaune d'œuf. In *Gazetta medica Lombarda*, 1899.

MARIANI. — *Thèse* de Paris. 1897.

Albert ROBIN. — Communication à l'Académie sur les glycéro-phosphates, 24 avril 1891.

SERONO. — Injections de lécithines. *Riforma médic*, 1897, n° 202-204.

STRECKER. — *Annalen. chem. u. pharm*, tome CXXIII et CXLVIII.

VAQUEZ. — Les étapes historiques de l'opothérapie, cours d'ouverture, 2e semestre 1900, Faculté de Paris.

VIRATELLE. — Influence de l'arsenic sur la nutrition. *Thèse*. Conclusions in *Courrier médical*, n° 25 août 1895.

WURTZ. — *Dictionnaire de chimie*.

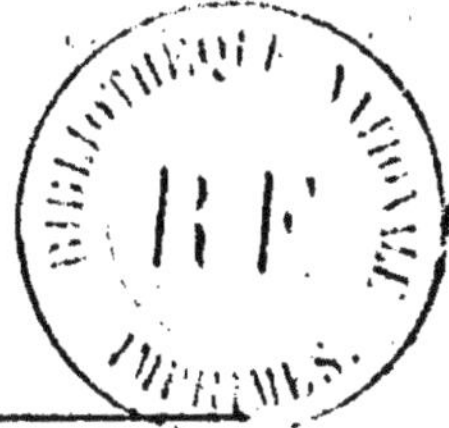

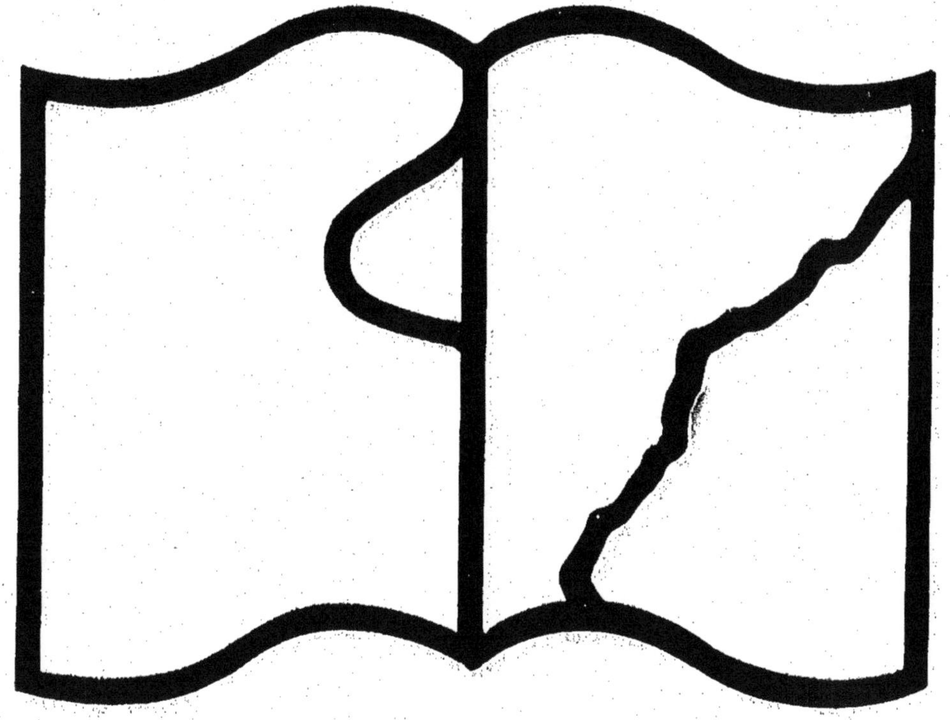

Texte détérioré — reliure défectueuse

NF Z 43-120-11

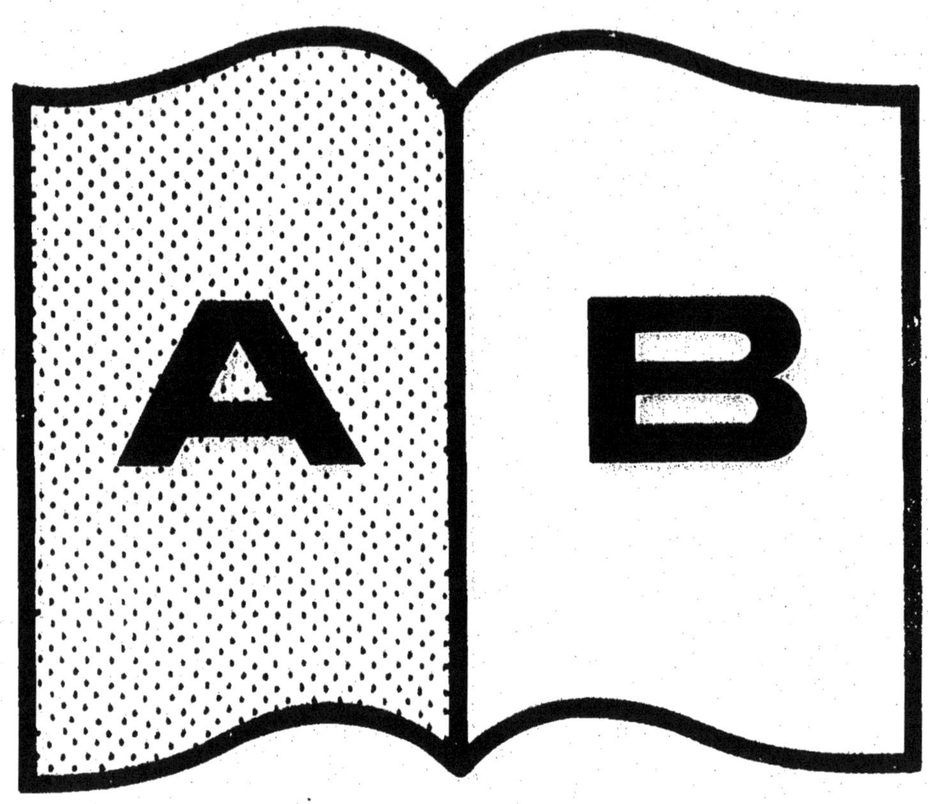

Contraste insuffisant

NF Z 43-120-14

www.ingramcontent.com/pod-product-compliance
Ingram Content Group UK Ltd.
Pitfield, Milton Keynes, MK11 3LW, UK
UKHW020034080726
13614UKWH00004B/1744